BEI GRIN MACHT SICH IHR WISSEN BEZAHLT

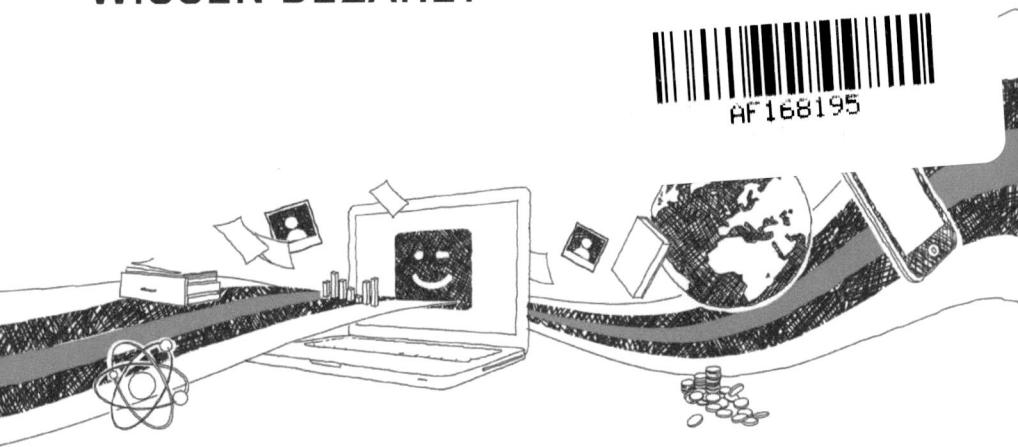

- Wir veröffentlichen Ihre Hausarbeit, Bachelor- und Masterarbeit

- Ihr eigenes eBook und Buch - weltweit in allen wichtigen Shops

- Verdienen Sie an jedem Verkauf

Jetzt bei www.GRIN.com hochladen und kostenlos publizieren

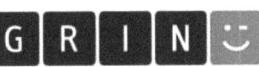

Fetale Alkoholspektrum-Störungen bei jungen Erwachsenen. Förderung anhand kompetenzstärkender Angebote

Tanja Krieter

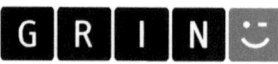

Bibliografische Information der Deutschen Nationalbibliothek:

Die Deutsche Nationalbibliothek verzeichnet diese Publikation in der Deutschen Nationalbibliografie; detaillierte bibliografische Daten sind im Internet über http://dnb.d-nb.de abrufbar.

ISBN: 9783346426338
Dieses Buch ist auch als E-Book erhältlich.

Druck und Bindung: Books on Demand GmbH, Norderstedt Germany
Gedruckt auf säurefreiem Papier aus verantwortungsvollen Quellen

Das vorliegende Werk wurde sorgfältig erarbeitet. Dennoch übernehmen Autoren und Verlag für die Richtigkeit von Angaben, Hinweisen, Links und Ratschlägen sowie eventuelle Druckfehler keine Haftung.

Das Buch bei GRIN: https://www.grin.com/document/1025618

Inwiefern ist es Erzieher*innen im pädagogischen Handlungsalltag möglich, jungen Erwachsenen mit fetalen Alkoholspektrumstörungen, eine Förderung anhand von kompetenzstärkenden Angeboten zukommen zulassen, um ein selbstbestimmtes Leben zu ermöglichen sowie Chancen zur sozialen Teilhabe zu gewährleisten?

Hausarbeit
in der Ausbildung zur staatlich anerkannten Erzieherin am Regionalen
Berufsbildungszentrum des Kreises Steinburg

Verfasserin: Tanja Krieter
Abgabetermin: 12. Februar 2021

Inhaltsverzeichnis

1. Einleitung

Das Gefühl akzeptiert zu werden, das Gefühl von Zugehörigkeit und Verbundenheit, ein Teil unserer Gesellschaft zu sein und so normal wie möglich zu leben, dieses Gefühl kennen wir alle. Ein Teil der Gesellschaft zu sein, Positives beizutragen, sich zu verwirklichen und am Wandel der Gesellschaft beteiligt zu sein, das ist es, was die menschliche Natur ausmacht, unabhängig davon, ob wir völlig gesund oder eine junge Erwachsene mit FASD sind. Denn den Wunsch nach einem ganz normalen Leben hat jeder von uns. Doch gerade Menschen mit FASD streben nach Eigenständigkeit, Unabhängigkeit, einem Job und viel Geld, weil sie von der Gesellschaft oftmals einen Sonderstatus erhalten, den sie überhaupt nicht haben möchten. Im Gegenteil, sie möchten sich akzeptiert und angenommen fühlen und ebenfalls die Chancen ermöglicht bekommen, um am Leben teilhaben zu können. Sie wollen angenommen werden mit ihrer Persönlichkeit und nach Bedarf die Unterstützung beziehungsweise Begleitung in Anspruch nehmen die sie in alltagspraktischen Tätigkeiten brauchen. Sie benötigen zur Unterstützung und zur Bewältigung ihres Alltags Personen, die sich zum Einen fachlich mit dem Krankheitsbild FASD und den damit verbundenen Eigenheiten auskennen und zum Anderen ihnen liebevolle Zuwendung, Geduld und Verständnis entgegen bringen. Menschen mit FASD benötigen Personen denen sie absolut vertrauen können und die ihnen möglichst jederzeit als Ansprechpartner zur Verfügung stehen, keine Vorwürfe machen und eine angstfreie Begegnung ermöglichen. Im Kontakt mit Menschen mit FASD und ihren individuellen Besonderheiten ist es immer wieder wichtig sich bewusst zu machen, dass nicht sie die Verantwortung für ihre Defizite tragen, sondern diese im Alkoholkonsum der Mutter während der Schwangerschaft liegen und sie letztlich das Ergebnis dessen sind, was der Alkoholkonsum während der Schwangerschaft in ihrer Entwicklung ausgelöst hat. Alkoholkonsum während der Schwangerschaft hat erhebliche Auswirkungen auf die Gesundheit des ungeborenen Kindes. Er kann einerseits zu lebenslangen körperlichen und geistigen Schäden und andererseits zu Verhaltensauffälligkeiten des Menschen führen.

Zusammengefasst werden diese vorgeburtlichen Schädigungen durch Alkohol unter dem Begriff FASD Fetal-Alcohol-Spectrum-Disorder, was eine lebenslange Beeinträchtigung für die Betroffenen bedeutet. Die größten Probleme liegen hierbei oftmals in der Bewältigung des Alltags, was zur Folge hat, dass nur die wenigsten Menschen mit FASD ein normales Leben führen können.

Das Fetale Alkoholsyndrom ist in Deutschland im Vergleich zu anderen Erkrankungen noch immer nicht ausreichend bekannt, genauso wenig wie die Möglichkeiten zur Unterstützung der Betroffenen.

Während meiner Praktika in der Ausbildung zur staatlichen anerkannten Erzieherin habe auch ich erst erste Erfahrungen mit dem Thema FASD sammeln können. Aufgrund meiner Beobachtung wurde mir deutlich, dass das Verhalten von Menschen mit FASD einerseits durch impulsives, grenzüberschreitendes und überforderndes Verhalten geprägt ist und andererseits sie einem auch freundlich, zuvorkommend, dankend und hilfsbereit begegnen. Diese doch sehr gegensätzlichen Charaktereigenschaften und Kompetenzen stehen in einem sehr engen und schnelllebigen Wechselspiel zueinander und halten nur selten ihre Balance, sodass die Entwicklung zu einem ganzheitlichen Blick auf ihre Wünsche und Bedürfnisse eine große Herausforderung darstellt. Mein bisheriges Wissen über Menschen mit FASD hatte ich nur aus dem vergangenen Unterricht des zweiten Ausbildungsjahres und meiner damaligen schriftlichen Ausarbeitung zum Thema FASD. Somit fehlten mir bis dato vermehrte differenzierte Hintergründe zu Merkmalen, Symptomatiken und Störungen des Krankheitsbildes. In meiner letzten dreimonatigen pädagogischen Handlungspraxis als angehende Erzieherin in einem vollstationären Wohnhaus für psychisch erkrankte Menschen, begegnete ich einer jungen Erwachsenen mit FASD. Sie löste in mir die Motivation aus, mich intensiver in das Thema einzuarbeiten, um mehr fachliches Wissen zu erlangen, mit dem Ziel ihr im pädagogischen Handlungsalltag professioneller begegnen zu können und ihr dadurch die Möglichkeit zu geben, auf ihre Wünsche und Bedürfnisse einzugehen sowie ihr Kompetenz- und Weiterentwicklung anzubieten. Schnell zeigte sich, wie groß die Herausforderungen im pädagogischen Alltag mit ihr als junger Erwachsenen mit FASD waren, auch und vor allem für sie selbst. Ich fragte mich, ob ein normales Leben für sie überhaupt möglich sein kann und was sie sich für ihre Zukunft wünscht? Wie sehen die Zukunftsperspektiven für Menschen mit FASD generell aus? Aus diesen Fragen und Beweggründen die ich mir selbst stellte aber auch aus Gesprächen mit der jungen Erwachsenen mit FASD, hat sich die folgende Leitfrage für die Hausarbeit ergeben: „Inwiefern ist es Erzieher*innen im pädagogischen Handlungsalltag möglich, jungen Erwachsenen mit FASD eine Förderung anhand von kompetenzstärkenden Angeboten zukommen zulassen, um ein selbstbestimmtes Leben zu ermöglichen sowie Chancen zur sozialen Teilhabe zu gewährleisten?"

Zunächst werde ich FASD definieren, da es für den weiteren Verlauf wichtig ist zu wissen, was darunter zu verstehen ist. Wie oben bereits erwähnt, sind die Zusammenhänge oft nicht ausreichend bekannt, zum Verständnis sowie zur Verdeutlichung des Krankheitsbildes sind die Hintergründe unabkömmlich. Anschließend werde ich auf die Geschichte und Entstehung von FASD eingehen, um mehr Hintergrundinformationen über FASD und den Umgang mit Alkohol im gesellschaftlichen Kontext sichtlich zu machen. Die darauffolgenden Punkte beziehen sich auf die medizinischen Grundlagen und die typischen Spezifika von FASD. Somit ist ein erster Überblick auf das gesamte Spektrum von FASD gewährleistet. Des Weiteren werde ich die Diagnostik von FASD beschreiben und die Funktions- und Verhaltensstörungen durch Schäden am Zentralennervensystem aufzeigen. Im Anschluss erfolgt ein Überblick über die Entwicklungsphasen der Menschen mit FASD, wobei ich hierbei primär auf die Entwicklung junger Heranwachsender blicken werde. Hierunter fallen Störungen und Symptome zum Krankheitsbild. Im weiteren Verlauf werde ich kompetenzstärkende Angebote definieren und vorstellen, welche sich zielorientiert für ein selbstbestimmtes Leben und die Chance auf soziale Teilhabe im pädagogischen Handlungsalltag ausrichten und somit der Förderung für Menschen mit FASD dienlich sein können. Hierfür werde ich in Punkt 4 der Hausarbeit ein explizites Fallbeispiel einer jungen Erwachsenen mit FASD aufzeigen und darstellen, wie anhand von gezielten kompetenzstärkenden Angeboten eine Unterstützung für ein selbstbestimmtes Leben möglich ist und wie eine Förderung sozialer Teilhabe gewährleistet werden kann. Des Weiteren wird verdeutlicht wie es ErzieherInnen in einem multiprofessionellen Team gelingen kann, diese kompetenzstärkenden Angebote durch regelmäßige Reflexionen und Supervisionen zu optimieren, damit eine Unterstützung in der Verselbständigung sowie die Chancen auf soziale Teilhabe gewährleistet werden kann. Die essenziell wichtigsten Erkenntnisse der Hausarbeit werden im Fazit zusammengefasst und mit einer persönlichen Perspektive abgeschlossen.

2. Das fetale Alkoholsyndrom - warum es wichtig ist darüber Bescheid zu wissen

Unter dem Oberbegriff Fetale Alkoholspektrumstörungen (FASD) werden sämtliche pränatale Schädigungen aus den Bereichen Wachstumsauffälligkeiten, Faciale Auffälligkeiten und Schädigungen am zentralen Nervensystem Folge von bestätigtem oder nicht bestätigtem Alkoholkonsum durch die Mutter zusammengefasst.

Die Fetale Alkoholspektrumstörung ist ein schädliches Fehlbildungssyndrom der Organe, welches durch den mütterlichen Alkoholkonsum während der Schwangerschaft verursacht wird und zur Folge hat, dass der Fötus im Bauch der Mutter schwerwiegende Schädigungen entwickelt, die sich mit Geburt und im Verlauf der weiteren Entwicklung des Menschen verschiedenartig ausprägen. Besonders hoch ist das Risiko innerhalb des ersten bis fünften Schwangerschaftsmonats, da hier der Embryo besonders sensibel auf die teratogene (biologische, chemische oder physikalische) Wirkung des Alkohols reagiert. Hierbei spielt die Rolle der Häufigkeit und die Menge des Alkoholkonsums keine Rolle, da es innerhalb der Schwangerschaft keine Alkoholmenge gibt, welche dem Ungeborenen keine Schäden zufügt. Ohne Alkoholkonsum der Mutter während der Schwangerschaft wäre FASD eine vollständig vermeidbare Erkrankung. (Vgl. Sonnenhof e. V. FASD-Fachzentrum o. J.)

Bereits geringer Alkoholkonsum führt also zu Entwicklungsstörungen des Embryos und zeigt sich in Wachstumsretardierung und Untergewicht, Missbildungen von Schädel, Gliedmaßen, Gelenken und Nieren sowie Funktionsstörungen des Gehirns. Direkte Folgen durch den Einfluss von Alkohol während der Schwangerschaft bestehen einerseits in einer übermäßigen Vergrößerung von Gewebe und Organen und andererseits durch eine durch Mangel- oder Fehlernährung verursachte Störung oder Veränderung des gesamten Organismus sowie eine genetisch bedingte Unterentwicklung eines Organs, Organteil oder Gewebe. Während sich morphologische Auffälligkeiten mit zunehmendem Alter zurückbilden, bleiben kognitive Störungen und Verhaltensstörungen bedingt durch eine irreparable Hirnschädigung lebenslang bestehen. Diese zeigen sich besonders problematisch in den häufig zu beobachtenden Beeinträchtigungen der Exekutivfunktionen, also geistige Funktionen, die das Verhalten steuern. Daher werden Beeinträchtigungen der Exekutivfunktion als primäre Beeinträchtigungen beschrieben. (Vgl. Sonnenhof e. V. FASD-Fachzentrum o. J.)

Das bedeutet, dass Betroffene unter körperlichen und geistig-intellektuellen Beeinträchtigungen leiden sowie von Folgeerkrankungen, wie zum Beispiel in Form von Wachstums- und Entwicklungsstörungen, Anpassungsstörungen, sozio-emotionale Verhaltensstörungen und Störungen der Exekutivfunktionen betroffen sind. Diese Störungen sind häufige Ursachen für die problematische Bewältigung des Alltags von Menschen mit FASD.

Folglich ist davon auszugehen, dass nur wenigen Menschen mit FASD die Möglichkeit gegeben ist, ein normales Leben in der Gesellschaft zu führen, es in jedem Fall für sie eine große Herausforderung darstellt, weil FASD sich mit fortschreiten des Alterns nicht verwächst geschweige denn heilbar ist, sondern die Betroffenen ihr Leben lang begleitet. (Vgl. Thomsen et al. 2018:11)

2.1 Geschichte und Entstehung von FASD

Seit Jahrtausenden ist die schädliche Wirkung des Alkohols auf das ungeborene Kind bekannt. Schon in der Bibel im Buch Richter 13,7 hieß es, dass Gott ankündigte, dass ein Sohn geboren wird, der von Geburt an ihm geweiht sein soll und weder Wein noch Bier getrunken werden sollte sowie keine unreinen Speisen gegessen werden sollen. Erste konkrete Hinweise auf die lebenslängliche Schädigung des Ungeborenen durch Alkoholkonsum während der Schwangerschaft gab es in den Jahren 1720 – 1750 während der „Gin-Epedemie" in England. In dieser Zeit stiegen der Verbrauch und die Produktion von Gin. Bereits damals wurde dem Britischen Parlament berichtet, dass der Alkoholkonsum während der Schwangerschaft die Ursache für schwache und kränkliche Kinder sei, die häufig alt aussehend geboren wurde. Das britische Parlament veröffentlichte im Jahr 1834 Unterlagen über die Auswirkungen des Alkohols auf die Nation. Daraus ging ebenfalls hervor, welche Auswirkungen Alkohol auf Ungeborene habe. Im Jahre 1899 schrieb Dr. William Sullivan, ein Gefängnisarzt in Liverpool, den ersten wissenschaftlichen Bericht über die Auswirkungen von Alkoholkonsum während der Schwangerschaft. Er stellte fest, dass selbst Frauen, die bereits schwer geschädigte Kinder zur Welt gebracht hatten, durch den Verzicht von Alkohol gesunde Kinder gebären konnten. Die wohl erste Publikation zur Alkoholschädigung von Kindern infolge mütterlichen Alkoholkonsums verfasste im Jahre 1957 Jacqueline Rouquette in Paris. 100 Kinder von Eltern mit problematischem Alkoholkonsum untersuchte sie für ihre Doktorarbeit und kam zu dem Ergebnis, dass besonders die Kinder auffällig geschädigt waren, deren Mütter Alkohol tranken. Jacqueline Rouquette ist es damit erstmals gelungen das Fetale Alkoholsyndrom klar zu benennen. Zunächst fand ihre Doktorarbeit keine Beachtung in der Gesellschaft bzw. Öffentlichkeit und wurde erst im Jahre 1967 wieder von Paul Lemoine aufgegriffen. Paul Lemoine und seine Kollegen starteten einen erneuten Versuch und schrieben über Frauen mit Alkoholproblemen, die infolge dessen geschädigte Kinder auf die Welt brachten. Doch auch dieser Versuch fand keinen Zuspruch. (Vgl. Thomsen et al. 2018: 8)

Erst 1973 bekam das Fetale Alkoholsyndrom durch die US-Amerikanerin David Smith und Ken Jones seinen Namen. In Deutschland wurde das Fetale Alkoholsyndrom durch die Forschungsarbeiten von Prof. Dr. Hans-Ludwig Spohr, Prof. Dr. Hermann Löser und Prof. Dr. Majewski bekannt. Sie sprachen eingangs allerdings von Alkoholembryofetopathie und Alkoholeffekten. Prof. Dr. Majewski entwickelte einen Score zur Diagnostik von Alkoholembryofetopathie der insgesamt 26 primäre körperliche Leitsymptome aufzeigte. Doch dieser Score erwies sich für die Beteiligten als zu wenig differenziert. Letztlich entschieden sie sich jedoch nach dem Majewski-Score zu diagnostizieren. Bis etwa 2001 waren sich die Ärzte darüber einig, dass sich die Alkoholeffekte auswachsen würden und Betroffene ein völlig normales Leben führen könnten. Jetzt, nach mehr als 40 Jahren betriebener Forschung steht das Gegenteil fest, dass nämlich alle Menschen, die durch den Alkoholkonsum der Mutter während der Schwangerschaft erheblich geschädigt wurden lebenslange Folgen davontragen. Die Langzeitstudie von Spohr und Kollegen zeigt auf, dass 80% aller Menschen mit FASD nicht selbständig leben und nur 12% einer geregelten Arbeit nachgehen können. Damit die gesamten Facetten alkoholbedingter Störungen auf den Fötus zu erfassen sind, wird heutzutage von einer Fetalen Alkoholspektrumstörung - FASD gesprochen. FASD ist nicht heilbar und verwächst sich auch nicht im Verlauf des Lebens. Betroffene erleiden im Gegensatz zur Mutter nicht nur einen Rausch, sondern einen „lebenslangen Kater" in Form von irreparablen körperlichen, geistigen und seelischen Beeinträchtigungen und benötigen ihre Leben lang Hilfe und Unterstützung. (Vgl. Thomsen et al. 2018: 8)

Aus dem Kapitel geht abschließend hervor, dass damals zwar eine Entdeckung von FASD stattgefunden hat, diese aber aufgrund ihrer nicht eindeutigen Belegbarkeit nicht weiter publiziert wurde. Die unklare Historie wirkt noch immer auf die heutige Zeit der Gesellschaft fehlen über das Ausmaß von FASD bis heute eindeutige Information. Es verbleibt weiterhin als Lücke im Krankheitssystem. Um einen fachlichen Überblick über das gesamte Spektrum von FASD zu erhalten, wird in Punkt 2.2 auf die medizinischen Grundlagen Bezug genommen und im Weiteren die Folgen von mütterlichen Alkoholkonsum während der Schwangerschaft auf das Ungeborene verdeutlicht.

2.2 Medizinische Grundlagen

Alkohol hat eine schädliche, giftige Wirkung und kann somit eine strukturelle oder funktionale Organstörung beim Embryo bzw. Fetus bewirken. Das heißt, dass es beim Embryo bzw. Fetus zu strukturellen oder funktionalen Organstörungen kommt.

Dies zeigt sich nicht nur in Missbildungen, sondern auch in Wachstumsverzögerungen, Krebserkrankungen oder Tod des Embryos bzw. Fetus. Grundsätzlich ist der Embryo bzw. Fetus durch die Arbeit der mütterlichen Plazenta als Schranke vor vielen körpereigenen und körperfremden Stoffen geschützt, da sie den mütterlichen Blutkreislauf von dem des kindlichen trennt. Die Plazentaschranke dient also zum Schutze des Embryos bzw. Fetus. Jedoch ist das mit Alkohol völlig anders, denn dieser kann die Plazentaschranke ungehindert passieren und als zellschädigende und zellteilungshemmende Substanz, in physikalische und biochemische Stoffwechselvorgänge des Ungeborenen einwirken. Trinkt eine schwangere Frau Alkohol, hat das Ungeborene in kürzester Zeit den gleichen Blutalkoholspiegel wie die Mutter. Das Ungeborene kann ihn aber nicht wie die Mutter in der Leber abbauen, da der kindliche Organismus im Mutterleib dazu noch nicht in der Lage ist. Die Blutkonzentration des Ungeborenen nimmt erst ab, wenn der Alkohol wieder in den mütterlichen Blutkreislauf übergehen kann. Das geschieht, wenn die Konzentration im Blutkreislauf der Mutter durch Abbauprozesse in der Leber gesunken ist. Daher ist das Ungeborene den schädlichen Folgen von Alkohol wesentlich länger ausgesetzt als die Mutter und es besteht hierbei kein Unterschied, ob das Ungeborene sich in der Fetalzeit befindet oder sich bereits zu einem Embryo entwickelt hat. In beiden Stadien ist das Ungeborene nicht in der Lage, mit seiner unreifen Leber den Alkohol von allein abzubauen und benötigt hierfür die zehnfache Zeit der Mutter. (Vgl. Thomsen et al. 2018: 11 ff.)

Pathophysiologische Erklärungen für die Entstehung des FASD stützen sich daher auf die Begründungen, dass Alkohol mit seiner direkten und indirekten Wirkung, Veränderungen im Protein-, Kohlenhydrat und Fettstoffwechsel sowie Veränderungen der Elektrolyte, Spurenelemente und des Vitaminhaushaltes beim Ungeborenen negativ beeinflusst und die Entwicklung nachhaltig schädigt. Wie stark eine Schädigung auftritt hängt von der Alkoholmenge, der Konsumhäufigkeit und der aktuellen Entwicklungsphase des Ungeborenen ab. Da sich die Organe des Ungeborenen zeitversetzt entwickeln - es gibt Phasen, in denen Organe sehr empfindlich auf Störungen reagieren und Phasen, in denen Organe weniger störungsanfällig sind - erklärt dies das vielfältige Spektrum von körperlichen Schädigungen bei Menschen mit FASD. Primär ist das Gehirn während der Schwangerschaft durchgehend der schädigenden Wirkung von Alkohol ausgesetzt, da es im gesamten Verlauf von Wachstum und Entwicklung geprägt ist und gleichermaßen empfänglich für die schädigende Wirkung von Alkohol ist. Daher ist FASD in erster Linie eine Hirnschädigung. (Vgl. Thomsen et al. 2018: 11 ff.)

Aus dem vorangegangenen Kapitel lässt sich nunmehr schließen, dass es für das Ungeborene keine sichere Alkoholgrenze gibt, die keine Schädigungen verursacht und sich Alkohol als ein Zellgift in jeder Phase der Schwangerschaft schädigend auf alle Organe und Organsysteme des Ungeborenen auswirken kann. Der Alkohol ist somit eine zellschädigende und zellteilungshemmende Substanz die physikalisch und biochemisch in viele Stoffwechselvorgänge des Ungeborenen eingreift. Dies hat zur Folge, dass im Leben des Ungeborenen fortwährend diese Schädigung das Leben beeinträchtigen wird und damit die Möglichkeit auf ein normales Leben minimiert. Umso wichtiger ist es, dass die Diagnostik von FASD durchgeführt wird, damit Menschen mit FASD entsprechende Unterstützungsangebote, Hilfsangebote und Begleitung erfahren können. Daher wird im folgenden Kapitel auf die Wichtigkeit der Diagnostik von FASD Bezug genommen.

2.3. Diagnostische Relevanz von FASD

Der Oberbegriff FASD umfasst sämtliche pränatalen Schädigungen aus den Bereichen Wachstumsauffälligkeiten, faciale Auffälligkeiten, Schädigungen am zentralen Nervensystem und dem bestätigten beziehungsweise nicht bestätigten mütterlichen Alkoholkonsum während der Schwangerschaft. Innerhalb der Diagnostik muss aufgrund der facettenreichen Auswirkungen von FASD ein immenses Spektrum verschiedenster Unterscheidungen im Diagnoseverfahren durchgeführt werden, unter Berücksichtigung der zuvor genannten Bereiche. Insbesondere die Exekutivfunktionen bilden im Rahmen der FASD-Diagnostik ein sehr wichtiges Fundament, da sie für eine gezielte Begleitung, Unterstützung und Förderung für betroffenen Menschen unabkömmlich sind um ihr Leben so gut es geht selbstbestimmt Leben zu können und dadurch eine Chance zur sozialen Teilhabe zu erlangen.

Durch ein gezieltes Aufzeigen von Stärken und Schwächen der Exekutivfunktion innerhalb der Diagnostik, kann ein zielorientiertes, zuverlässiges und professionelles Unterstützungsangebot in Form von pädagogischer Begleitung und Förderung erarbeitet werden. Je früher also eine Diagnose vorliegt, umso größer und vielfältiger sind die Chancen, dass Menschen mit FASD entsprechend Unterstützungs- und Förderungsangebote in Anspruch nehmen können. (Vgl. fasd Deutschland o J.)

Es wurde verdeutlicht, dass ein frühzeitiges Erkennen von FASD absolut möglich ist und eine bedeutende Relevanz für Betroffene darstellt. Des Weiteren ist deutlich geworden, dass durch den mütterlichen Alkoholkonsum während der Schwangerschaft große Schäden beim Ungeborenen zu erwarten sind, wobei hier das Gehirn als sensibelstes Organ hervorgehoben werden muss, da es durch die teratogene Wirkung des Alkohols die größten Schädigungen erleidet. Körperliche und neurologische Auffälligkeiten, wie zum Beispiel Funktions- und Verhaltensstörungen durch Schäden am Zentralennervensystem werden im nachfolgenden Kapitel weiter ausgeführt.

3. Auswirkungen von FASD im Leben junger Erwachsener

Der pränatale Alkoholkonsum der Mutter verursacht starke Schäden beim Ungeborenen, welche primär das Gehirn betreffen, da dies am sensibelsten auf die teratogene Wirkung von Alkohol reagiert. Die morphologischen Veränderungen, wie die Struktur und Form des Organismus, verblassen im fortschreiten des Alters. Daher zeigen junge Erwachsene primär neurologische Auffälligkeiten in den Exekutivfunktionen. Diese Auffälligkeiten beeinträchtigen junge Erwachsene mit FASD in der alltäglichen Lebensführung und werden als tertiäre Störungen bezeichnet. Typische Symptome zeigen sich anhand von Labilität, Antriebsarmut und Desinteresse sowie distanzlosem oder enthemmtem Verhalten in sozialen Situationen. Probleme ergeben sich dadurch im Bereich von Ausbildung, Arbeits- und Wohnsituation, der Selbst- und Fremdwahrnehmung und der exekutiven Funktionen, des Sexualverhaltens und der psychischen Gesundheit. Des Öfteren kommt es vor, dass junge Erwachsene mit FASD von Wohnungslosigkeit betroffen sind und selten erwerbstätig sind. Eine Vielzahl von Betroffenen wird daher als nicht selbständig lebensfähig eingestuft. Im nachfolgenden werden die Auswirkungen von FASD auf körperliche und neuronale Bereiche verdeutlicht:

Körperliche Auswirkungen

- Entwicklungsverzögerungen
- Faciale Auffälligkeiten
- Organdysfunktionen- oder fehlbildungen (Nieren, Herz oder Schilddrüse)
- Anomalitäten in peripheren Nerven, beispielsweise Schmerzunempfindlichkeit
- Chronische Mittelohrentzündung
- Seh- und Hörbehinderungen

Neuronale Auswirkungen

- Konzentrationsstörungen
- Beeinträchtigung der Kognition
- Rezeptive Sprachdefizite
- Verhaltensauffälligkeiten
- Bindungsstörungen
- Beeinträchtigung bei der selbstständigen Alltagsbewältigung (exekutive Funktionen)

(Vgl. Thomsen et al. 2018: 14 ff.)

Im weiteren Verlauf wird in Punkt 3.1 auf die Exekutivfunktionen eingegangen und welche besondere Relevanz diese im Leben von jungen Erwachsenen mit FASD haben.

3.1 Exekutivfunktionen

Unter Exekutivfunktionen werden häufig höhere kognitive Fähigkeiten zusammengefasst. Darunter fallen zum Beispiel Planungsfähigkeit, Problemlösung, Selbstregulation, sozio-emotionale Fähigkeiten, Arbeitsgedächtnis und die Fähigkeit, selbständig zu initiieren und zu überprüfen. Die starken Veränderungen in der Entwicklung des zentralen Nervensystems durch den mütterlichen Alkoholkonsum während der Schwangerschaft, äußern sich oftmals in massiven Hirnschädigungen und einer Vielzahl von verschiedenen Beeinträchtigungen der Exekutivfunktionen. Hierin zeigen sich die am häufigsten vorkommenden Beeinträchtigungen bei Menschen mit FASD. Hauptprobleme sind die defizitäre Informationsverarbeitung und Integration von Information, welche auch als primäres Hauptproblem verzeichnet werden. (Vgl. Thomsen et al. 2018: 14 ff.)

3.2 Störung der Exekutivfunktionen

Wie bereits im letzten Kapitel deutlich wurde, können Störungen der Exekutivfunktionen als ein Kernsymptom von FASD betrachtet werden. Zunächst wird einmal erfasst, was unter dem Begriff Exekutivfunktionen verstanden wird. Unter exekutiven Funktionen werden Alltagsfähigkeiten verstanden, die kognitive, emotionale und motivationale Komponenten beinhalten, die als Fundament für ein selbstbestimmtes Leben betrachtet werden. Ihre Beeinträchtigung gilt als eines der Kernmerkmale der Fetalen Alkoholspektrumstörungen und wird oftmals als Erklärung dafür herangezogen, dass Betroffene weit hinter den an den IQ geknüpften Erwartungen in ihrer Selbständigkeit zurückbleiben. (Vgl. Müller 2013)

Womit genau haben nun junge Erwachsene Probleme und was gelingt ihnen weniger:

- Aufmerksamkeit
- Lernen und Gedächtnis
- Planen
- Flexibilität
- Selbstkontrolle
- Ursachen und Wirkung zu erkennen
- Begreifen komplexer Zusammenhänge

Störungen der Exekutivfunktionen zum Beispiel im Bereich der Informationsverarbeitung von konkreten Handlungen zeigt sich bei Menschen mit FASD insbesondere darin, dass es ihnen zum Teil unmöglich erscheint, die ihnen entgegengebrachte Information bezüglich konkreter Handlungsanweisungen praktisch auszuführen. Hierbei zeigt sich deutlich, dass sie besondere Schwierigkeiten bei der Aufnahme, Interpretation sowie der Verknüpfung und dem Abrufen von zuvor gespeicherten Informationen und Wissen haben. Hieraus erklärt sich, warum Menschen mit FASD keine Unterschiede im Umgang mit Familienangehörigen, Freunden aber auch Fremden machen können. Sie können nicht unterscheiden, wie sie sich im Kontakt mit diesen Menschen verhalten bzw. welche unterschiedlichen Umgangsformen für welche Gruppe von Menschen passend sind, da sie nicht verlässlich auf ihr vorhandenes Wissen, ihre Erfahrungen zurückgreifen können. So ist es möglich, dass Menschen mit FASD an einem Tag ihr gespeichertes Wissen abrufen können und am nächsten Tag dieses nicht mehr möglich ist.

Diese Schwierigkeiten führen dramatischer Weise dazu, dass Menschen mit FASD aus gemachten negativen Erfahrungen nicht lernen und sich dadurch immer wieder in gefährliche Situationen begeben. Des Weiteren gelingt es ihnen teilweise auch gut ihr Umfeld zu täuschen, weil sie ihre kognitiven Einschränkungen mit Hilfe sehr guter verbaler Fähigkeiten vertuschen können und dadurch möglicherweise kompetenter wirken, als sie es tatsächlich sind. Diese Vertuschung macht es ihnen in ihrem Alltagsleben nicht gerade einfacher, wenn es darum geht, ihnen Unterstützung, Förderung und Begleitung zukommen zu lassen. Voraussetzung für eine gelingende und zielführende professionelle Begleitung setzt voraus, Betroffene in ihrem ganzheitlichen Spektrum ihrer Persönlichkeit und ihres Krankheitsbildes zu erkennen, wahrzunehmen und entsprechend zu agieren.

Dies bedeutet auch, dass ein umfangreiches fachliches und individuelles Wissen vorhanden sein muss, um ihnen die notwendige professionelle Unterstützung zukommen zulassen und ihnen Verständnis entgegenzubringen. Der Umgang mit diesen Menschen erfordert das Bewusstsein darüber, dass diese Menschen nicht für ihre vorgeburtliche Hirnschädigung verantwortlich sind, so dass sie ihr Verhalten nicht aktiv beeinflussen können und die Verantwortung für ihr Handeln nur bedingt übernehmen können und die die primäre Schwierigkeit darstellt. Professionelle Helfer müssen kontinuierlich ihr Verhalten und ihren Umgang reflektieren, um ihren Klienten mit Achtung, Respekt und Wertschätzung gegenübertreten zu können mit dem Wissen, dass die Bürde die ihnen auferlegt wurde sie ein Leben lang begleiten wird. Denn für die Schwierigkeiten, die ihnen durch diese Hirnschädigungen in ihrem Leben bereitet werden, ist ganz allein die Mutter verantwortlich. (Vgl. Müller 2013)

Im Bereich der Wahrnehmung und Bewegung zeigen Menschen mit FASD eine starke Einschränkung in ihrer Aufnahmefähigkeit von Reizen und Informationen aus ihrer Umwelt. Informationen, die in den unterschiedlichen Sinnesbereichen wie Sehsinn, Hörsinn, Tastsinn, Bewegungs- und Kraftsinn, Stellungssinn, Gleichgewichtssinn, Geschmackssinn und Geruchssinn ankommen, stellen eine Überforderung des gesamten körperlichen Systems dar. Schon die Beeinträchtigung einzelner Wahrnehmungsbereiche reicht aus, um die Entwicklung eines Menschen in seiner Gesamtheit zu beeinträchtigen und seine Lern- und Anpassungsfähigkeit oder die Gedächtnisleistung zu beeinträchtigen. Selbst wenn eine gute Intelligenz vorhanden ist, lernen Menschen mit FASD langsamer und können sich dadurch schlechter sozial eingliedern.

Dies hat zur Folge, dass schwerwiegende Selbstwertprobleme entstehen und eine soziale Isolation verstärkt wird. Daraus lässt sich die Relevanz erschließen, dass es bedeutsamer ist, diese Beeinträchtigungen wahrzunehmen, zu erkennen und gemeinsam mit den Menschen an diesen Schwierigkeiten zu arbeiten, in dem sie Begleitung, Unterstützung und Förderung erfahren und sich dadurch ihren Stärken, Kompetenzen und Fähigkeiten gezielt entwickeln und weiterentwickeln zu können, mit dem Ziel einem sozialen Rückzug beziehungsweise Isolation entgegenzuwirken. (Vgl. Die Drogenbeauftragte der Bundesregierung 2017, Stressreduktion bei Betroffenen, deren Bezugsperson und sozialer Umwelt durch Elterncoaching)

Zusammenfassend wird deutlich, wie wichtig Exekutivfunktionen für die Bewältigung unserer Lebens ist und welche Auswirkungen die Beeinträchtigung der Exekutivfunktion bei jungen Erwachsenen mit FASD nach sich ziehen. Sehr deutlich wird, wie schwer ihnen die Bewältigung ihres Alltags fallen muss, wie sehr sie darunter leiden müssen. Aufgrund der Tatsache, dass die Ausbildungen des FASD so facettenreich auftreten, muss jeder Betroffene stets als Einzelfall analysiert werden. Im weiteren Verlauf wird nunmehr Bezug auf die Auswirkungen im Leben von jungen Erwachsenen mit FASD genommen und wie sich diese äußern.

3.3 Situation von jungen Erwachsenen mit FASD

Ängste und Depressionen begleiten zusätzlich den Alltag junger Erwachsener mit FASD. Fehlende Alltagskompetenzen erschweren ihnen eine selbstbestimmte gesunde Lebensführung. Das Thema FASD ist in unserer Gesellschaft bis heute relativ unbekannt. Dadurch kommt es oft vorschnell zu Ablehnung und Verurteilung von jungen Erwachsenen mit FASD. Diese Situation macht es ihnen umso schwerer soziale Teilhabe zu finden und ein Leben in Normalität zu führen. Sie stoßen mit ihren krankheitsbedingten herausfordernden Verhaltensweisen auf Unverständnis und werden als asozial abgestempelt. Trotz vorhandener, teilweise überdurchschnittlicher, Intelligenz scheitern sie aufgrund ihrer Einschränkung in ihren Alltags-und Handlungskompetenzen immer wieder persönlich wie auch beruflich. In der Gesellschaft stoßen sie oftmals auf Unverständnis, weil es für Außenstehende nicht ersichtlich ist, warum sie nicht aus Erfahrungen lernen. Dieses Unverständnis führt bei den Betroffenen nicht selten zu sozialem Rückzug. Während sich körperliche Merkmale von FASD im Laufe der Entwicklung teilweise verändern oder verblassen, treten im jungen Erwachsenenalter die Defizite der Exekutivfunktionen mehr und mehr in den Mittelpunkt, so dass der Wunsch nach einem unabhängigen und selbstbestimmten Leben unerfüllt bleibt. Schnell gelangen junge Erwachsene mit FASD im Alltag in Situationen die sie überfordern, wenn es zum Beispiel um das Verstehen sowie Entschlüsseln von verbalen und nonverbalen Botschaften geht , reagieren sie aufgrund ihrer niedrigen Stress- und Frustrationstoleranz oft mit Aggressionen oder Lustlosigkeit. Hinzukommt, dass junge Erwachsene mit FASD aufgrund ihrer vorhandenen guten verbalen Fähigkeiten sich darzustellen, verbunden mit einer großen Portion Selbstüberschätzung, bei Anderen erhöhte Erwartungen in Bezug auf ihre Leistungsfähigkeit auslösen.

13

Dies ist auf die große Diskrepanz zwischen den augenscheinlich kommunikativen Fähigkeiten und den wirklichen Kompetenzen zurückzuführen. Des Weiteren ist es für junge Erwachsene problematisch, Freundschaften und Beziehungen beständig aufrechtzuerhalten. Aufgrund ihrer leichten Ablenkbarkeit, Lautheit und Ruhelosigkeit, sowie Nichteinhaltung von Absprachen, Werten und Normen erfahren sie Ablehnung und immer wieder Freundschafts- und Beziehungsabbrüche. Auch die Problematik in der Nähe- und Distanzregulation birgt eine große Gefahren. Ihr grenzüberschreitendes Verhalten schreckt Menschen ab und führt dazu, dass sie zu Außenseitern werden und/oder sich extremen Randgruppen anschließen. Durch ihre mangelnde Urteils- und Einsichtsfähigkeit sowie durch fehlendes Feingefühl im Umgang mit anderen Menschen, sind sie leicht zu beeinflussen und zu problematischen Handlungen, bis hin zu kriminellen Aktivitäten, motivierbar. Ohne darüber nachzudenken, ob dies einen Nachteil oder Schaden bei Dritten, bei sich selbst oder an Gegenständen hervorruft, erfüllen sie diese Erwartungen kritiklos. Besonders prägnant ist auch, dass sie sich gegenüber Fremden distanzlos Verhalten und es zu Eigen- und Fremdgefährdungen kommen kann, wie zum Beispiel sexuellem Missbrauch. Aufgrund der eingeschränkten Eigenwahrnehmung, der Unfähigkeit Gefahren einzuschätzen und dem fehlenden Weitblick für Folgen und Konsequenzen des eigenen Handelns gepaart mit der Problematik aus gemachten Fehlern nicht zu lernen, sind die Betroffenen extrem gefährdet. (Vgl. Thomsen et al. 2018: 34 ff.)

Aufgrund dessen erfahren junge Erwachsene mit einer Fetalen Alkoholspektrumstörung oft Ablehnung und Ausschluss aus sozialen Zusammenhängen unserer Gesellschaft. Dies beschreibt im Wesentlichen die sozialen Teilhabebeeinträchtigungen. Daher widmet sich das nächste Kapitel der Kompetenzstärkung junger Erwachsener mit FASD damit diesen sozialen Teilhabebeeinträchtigungen entgegen gewirkt werden kann und ihrem Wunsch nach einem selbstbestimmten Leben nachgekommen wird.

4. Kompetenzstärkende Angebote zur Förderung einer selbstbestimmten Lebensführung und sozialer Teilhabechancen

Zunächst ist es wichtig zu klären, was überhaupt unter dem Begriff Kompetenzen zu verstehen ist. Mit Kompetenzen werden die Verbindungen von Wissen und Können bezeichnet, die zur Bewältigung von Handlungsanforderungen abgerufen werden.

Kompetenzen wie Sozial-, Sach-, Selbst- und Methodenkompetenz werden ganzheitlich als Lernkompetenz bezeichnet und gelten als die vier Grundkompetenzen eines Menschen. Werden diese vier Grundkompetenzen zusammengefasst, wird dies als Lernkompetenz definiert. Somit lässt sich im weiteren Verlauf auch der Ausdruck kompetenzstärkende Angebote definieren. Kompetenzstärkende Angebote werden, wie das Wort kompetenzstärkend beschreibt, zur Stärkung von Kompetenzen eingesetzt, um zum Beispiel junge Erwachsenen mit FASD in einer selbstständigen Lebensführung zu unterstützen und zu begleiten. Des Weiteren fördern kompetenzstärkende Angebote auch den Aufbau des eigenen Selbstwertes, in dem gezielt Angebote eingesetzt werden, die zur Stärkung der Selbst- und Sozialkompetenz dienen, um jungen Erwachsenen mit FASD die Chance auf soziale Teilhabe zu ermöglichen. Der Einsatz kompetenzstärkender Angebote wird gerade im Hinblick auf die Störungen der Exekutivfunktionen angewandt, da sie sich zum Einen auf bereits vorhandene Kompetenzen beziehen und zum Anderen das Bewusstwerden eigener Stärken ermöglichen und die Selbstkompetenz von jungen Erwachsenen mit FASD unbewusst lenkt und fördert. Gerade in Situationen die eine alltägliche Routine erfordern und/oder insbesondere von einer alltäglichen Routine abweichen, ist der Einsatz von kompetenzstärkenden Angeboten für Betroffen eine langfristige und stabile Unterstützung, um sich zu orientieren und sich in der Gesellschaft zurechtfinden zu können. (Vgl. Künne 2011)

Aus dem obigen Kapitel geht hervor, welche Bedeutsamkeit die Anwendung von kompetenzstärkenden Angeboten im Leben von jungen Erwachsenen mit FASD findet, da sie ihnen einerseits Orientierung, Verlässlichkeit und Vertrauen ermöglichen und andererseits die Chance auf ein selbstbestimmtes Leben geben sowie ihnen soziale Teilhabe ermöglichen. Zur Verdeutlichung wird im nächsten Kapitel anhand eines Fallbeispiels ausführlich dargestellt, warum diese Art von Unterstützung und Förderung im Leben von jungen Erwachsenen mit FASD so wichtig ist und wie ErzieherInnen diese im pädagogischen Handlungsalltag gezielt begleiten und fördern können.

4.1. Fallbeispiel einer jungen Erwachsenen mit FASD

Zu Beginn wird eine junge Erwachsene mit FASD in ihrer derzeitigen Lebenssituation vorgestellt, welche Bedürfnisse und Zukunftsperspektiven sie hat und wie sie diese anhand von kompetenzstärkenden Angeboten umsetzen kann. Vanessa ist eine 21jährige Frau, die ihr Leben mit FASD nach ihrem Können zu meistern versucht aber immer wieder vor neuen persönlichen Herausforderungen steht. Dazu gehören auch Herausforderungen, die ihr im öffentlichen Leben begegnen und die den Erwartungsdruck der Gesellschaft verdeutlichen. Vanessa lebt seit einem Jahr in einem stationären Wohnheim und seit einer Woche in einer Trainingswohnung. Diese soll ihr bei der Verselbständigung helfen, sie in ihrer selbstbestimmten Lebensführung unterstützen und gleichzeitig auch die Chance bieten, sozial-gesellschaftliche Teilhabe zu erfahren. Die Trainingswohnung liegt in einem Wohnhaus mit insgesamt vier Wohnungen. Eine weitere Trainingswohnung ist ebenfalls durch Bewohner der Einrichtung belegt. Die beiden anderen Wohnungen werden von Privatpersonen bewohnt. Vanessa ist eine kontaktfreudige und lebendige junge Frau, die in einer ländlichen Region aufgewachsen und bereits Mutter einer 1,5 jährigen Tochter ist. Der hauptsächliche Grund für den Umzug in die Trainingswohnung ist der Wunsch nach einem gemeinsamen Leben mit ihrer Tochter. Mit sechs Monaten wurde ihre Tochter von den zuständigen Behörden in eine vorübergehende Pflegefamilie gegeben. Damals fühlte Vanessa sich mit der Situation Mutter zu sein völlig überfordert, so dass sie der Versorgung ihrer Tochter nicht verlässlich nachkommen konnte. Die Fremdunterbringung der Tochter sollte die Möglichkeit der Entlastung geben, gleichzeitig wurde eine stationäre Unterbringung der Mutter zur Stabilisierung empfohlen. Seither finden regelmäßig Besuchstermine für Vanessa und ihre Tochter statt, um eine stabile und möglichst sichere Mutter-Kind-Bindung zu ermöglichen. Damit Vanessa ein Leben mit ihrer Tochter umsetzen kann, ist es wichtig, einen Rhythmus und eine Routine zu entwickeln, die einem gesunden und förderlichen Lebensalltag entspricht. Dazu gehört zum Beispiel eine kontinuierliche Instandhaltung der Wohnung - Aufräumen, Putzen, Wäsche waschen, Kochen und Versorgungseinkäufe – Unterstützung im Bereich Selbstfürsorge und der Aufbau eines sozialen Netzwerkes - für eine gute Mutter-Kind-Anbindung zu anderen Müttern. Durch Vanessas Tätigkeit in der Kreativ-Werkstatt des Wohnheims ist es ihre einerseits gelungen, ihr handwerkliches Geschick und ihre Kreativität in der Produktproduktion mit einfließen zu lassen und darüber hinaus innerhalb diesen geschützten Rahmen Kontakte zu knüpfen. Der Schritt in die Trainingswohnung ist für Vanessa eine große Herausforderung, die ihr einerseits eine Zukunftsperspektive und Motivation gibt und andererseits auch mit Ängsten Versagensängsten verbunden ist. Daher hat das Team des Wohnheims gemeinsam mit Vanessa vereinbart, dass sie zu Beginn eine verlässliche tägliche Unterstützung und Begleitung bekommt.

Durch diese sollen gezielte kompetenzstärkende Angebote für eine selbstbestimmte Lebensführung erarbeitet werden, inklusive des Aufbaus eines sozialen Netzwerkes. (Vgl. Fasd Fachzentrum Evangelischer Verein Sonnenhof o. J.)

Im weiteren Verlauf werden nunmehr gezielte kompetenzstärkende Angebote dargestellt, die eine Unterstützung und Förderung für Vanessa gewährleisten und ihre persönlichen Stärken mit berücksichtigen.

4.2 Feste Tagesstruktur - Tagesplan -

Zu Beginn ist es wichtig zu erfassen über welche Fähigkeiten, Stärken und Kompetenzen Vanessa verfügt, wo ihre Schwierigkeiten liegen und wie diese gezielt unterstützt und gefördert werden können. Beeinträchtigungen von Vanessa sind zum Beispiel das Strukturieren im Verrichten ihrer täglichen Aufgaben, hier fehlt ihr der gezielte Blick um Wichtiges von Unwichtigem zu unterscheiden. Es fällt ihr außerdem schwer ein angepasstes Zeitgefühl für diese Aufgaben zu entwickeln, wodurch sie dazu neigt, sich zu schnell zu überfordern und letztlich wenig bis gar nichts von ihren geplanten Aufgaben umgesetzt bekommt, so dass hier gezielte kompetenzstärkende Angebote mit Vanessa entwickelt wurden, um in diesen Bereichen Entwicklung stattfinden zu lassen. Da bei Vanessa zuerst die Frage aufkam, wie es ihr gelingen kann auf Dauer einen sauberen und ordentlichen Haushalt zuführen, wurde als Erstes ein Tagesplan ausgearbeitet, unter Berücksichtigung von Vanessas Bedürfnissen, Ideen und Gedanken, so dass die intrinsische Motivation zusätzlich gefördert wird. Der Tagesplan soll eine Routine aufzeigen, durch die es Vanessa gelingt, diesen zu verinnerlichen und möglichst ein automatisiertes Verhalten zu entwickeln. Hierzu bedarf es, dass dieser Tagesplan an einem zentralen Ort in der Wohnung aufgehängt wird, so dass dieser stets für Vanessa gegenwärtig ist. Die Visualisierung bietet durch unterschiedliche Impulsgebung die Möglichkeit, dass Vanessa eine Hilfestellung zur Verknüpfung von Informationsaufnahme und Informationsinteraktion erhält, so dass die Aufnahme und Verinnerlichung des Tagesplans gelingt. Dieser tägliche Ablaufplan wird zeitlich getaktet, so dass Vanessa eine verlässliche Struktur und Routine vorgegeben ist, an der sie sich orientieren kann. Gleichzeitig gewährleistet die enge zeitliche Taktung Sicherheit für Vanessa. Die Umsetzung des Tagesplans wird gemeinsam mit ihrer Bezugsbetreuerin durchgeführt, so dass einer Überforderung Vanessa rechtzeitig entgegengewirkt werden kann und ihr Bewusstsein gezielt auf ihre Stärken und Erfolge gelenkt wird.

Die zu Beginn sehr enge Zusammenarbeit zwischen Vanessa und ihrer Bezugsbetreuerin stellt für beide Seiten eine ganz neue Situation dar. Ständige Wiederholung und der immer gleichbleibende Tagesablauf ist geprägt von Verlässlichkeit, Sicherheit und Orientierung. Es ist essenziell, dass Vanessa Impulse, Anreize und Hinweise für die Verrichtung ihrer Aufgaben bekommt, damit ein späteres Ausklingen der intensiven Betreuung, beziehungsweise Abnabeln der Bezugsbetreuerin, möglich ist und in eine passive Aktivität übergehen kann.

Tagesplan

7.00 Uhr	Aufstehen
7.30 Uhr	Erinnerung zum Aufstehen
7.45 Uhr	Anziehen und ins Bad
8.00 Uhr	Frühstücken
8.30 Uhr	Medikamenteneinnahme
8. 35 Uhr	**NUR MONTAGS Reflexionsgespräch**
9.00 Uhr	Aufbruch zur Arbeit in der Kreativ-Werkstatt
12.00 Uhr	Nach Hause
12.15 Uhr	Mittagessen kochen / Mittagessen
13.00 Uhr	Mittagessen
13.30 Uhr	Pause „Zeit zum Ausruhen, Entspannen"
14.30 Uhr	Obstzeit oder Kaffeezeit
15.00 Uhr	**Tages-Reflexionsgespräch zum Abschluss**
15.30 Uhr	Freizeitgestaltung
18.00 Uhr	Abendbrot
18.30 Uhr	Zeit für Körperhygiene
19.00 Uhr	TV-Zeit „Perfektes Dinner" auf VOX
20.15 Uhr	Abendbeschäftigung
22.00 Uhr	Schlafenszeit

4.3 Stärken- und Interessenprofil für eine bewusste Freizeitgestaltung

Als weiteres wichtiges Bedürfnis äußerte Vanessa, Unterstützung in ihrer Freizeitplanung zu erhalten, da sie oftmals das Gefühl von Langeweile spüre und nichts mit sich anzufangen wisse.

Da dem Team des Wohnheims bekannt ist, dass es jungen Menschen mit FASD schwerfällt eine eigenständige Freizeitplanung und -gestaltung zu entwickeln, hat das Team ein weiteres kompetenzstärkendes Angebot für Vanessa entwickelt, damit sie in ihrer Freizeitgestaltung entsprechend unterstützt und gefördert wird. Ein persönliches Stärken- und Interessenprofil soll Vanessa darin unterstützen, einen bewussteren Blick für sich als Persönlichkeit zu erlangen und gleichzeitig Möglichkeiten aufzeigen, wie sie ihre Freizeit selbstbestimmt gestalten kann. In einem ersten Gespräch mit Vanessa und ihrer Bezugsbetreuerin wird besprochen, wie das Stärken- und Interessenprofil visualisiert werden kann, damit Vanessa es leichter verinnerlichen kann. Schließlich soll dieses Profil ebenfalls einen zentralen Platz in ihrer Wohnung bekommen. Vanessas entschied sich für die Gestaltung eines Plakates. Die Erstellung des Plakates zeigt Vanessa deutlich auf, welche Möglichkeiten sie hat, um ihre Freizeit zu gestalten. Im Interessenfokus steht für Vanessa Tanzen. Daher wird dieser Punkt besonders auf dem Plakat hervorgehoben und die Bezugsbetreuerin bietet Vanessa an, die vor Ort gelegene Tanzschule zu besuchen, um die Möglichkeit einer Teilnahme an einem Tanzkurs zu ermöglichen.

4.4 Soziale Teilhabe

Aus den Punkten 4.2 und 4.3 lässt sich nun schlussfolgern, dass durch die vorgegebene Tagesstruktur und die Verdeutlichung der persönlichen Stärken und Interessen die Chance auf soziale Teilhabe gegeben ist. Die tägliche Begleitung ihrer Bezugsbetreuerin unterstützt Vanessa dabei, sich einerseits in ihrer sozialen Gemeinschaft zurecht zu finden, wie beispielsweise ihrer täglichen Arbeit in der Kreativwerkstatt, und andererseits auch in der öffentlichen Gesellschaft Freizeitangebote, wie zum Beispiel das Tanzen in der Tanzschule, nachzugehen. Unsicherheiten und Ängsten von Vanessa können somit gezielt entgegengewirkt werden beziehungsweise kompetenzstärkend gefördert werden. Durch die Teilnahme am Tanzkurs erlebt sich Vanessa im Kontakt mit anderen Teilnehmern und bietet ihr die Chance Kontakte zu knüpfen sowie sich als Bestandteil der sozialen Gemeinschaft zu betrachten. Des Weiteren unterstützt die enge, verlässliche Begleitung Vanessa dahingehend, dass sie ihren alltäglichen Aufgaben, wie zum Beispiel das tägliche zur Arbeit gehen, Selbstfürsorge, Einkaufen nachkommen und damit ihrem Wunsch nach Verselbständigung entsprochen werden kann, so dass die Unterstützung bei ihrer Verselbständigung greift.

Schwierige Situationen in denen Vanessa schnell in eine Überforderung gerät, weil beispielsweise zu viele Umweltreize auf einmal auf sie einströmen, wie zum Beispiel beim Einkaufen, können somit durch den vorausschauenden Blick und das Erkennen dieser Situationen von der Bezugsbetreuerin entkräftet werden, so dass Vanessa diese Situationen zwar aktiv durchlebt, diese aber gezielt gelenkt werden um Vanessa die Möglichkeit zu bieten, ihre Selbstkompetenz beziehungsweise Alltagskompetenzen zu fördern.

5. Reflexionsgespräche zur Wahrnehmung von Tages- und Wochenziele

Zu Beginn der Betreuungsmaßnahme wurde genauestens vom Team des Wohnheims besprochen, wie es ihnen mithilfe der kompetenzstärkenden Angebote und der engen täglichen Begleitung im Alltag durch die Bezugsbetreuung möglich ist, Vanessa schnellstmögliche Erfolgserlebnisse zu ermöglichen, damit eine aufkommende Frustration gerade zu Beginn möglichst vermieden wird. Hierzu hat sich das Team dazu beraten und ist zu dem Entschluss gekommen, dass Tages- und Wochenziele in Form von täglichen Reflexionsgesprächen mit der Bezugsbetreuung stattfinden sollen sowie ein gemeinsamer Wochenabschluss geplant wird. Primär soll damit Vanessa die Möglichkeit bekommen, zunächst selbst zu reflektieren, wie sie ihre Woche wahrgenommen hat und welche Möglichkeiten sie in Anspruch genommen hat, um ihre Ziele zu erreichen. Des Weiteren zeigen diese Gespräche auf, wie Vanessas Stärken weiterhin gefördert werden können und in welchen Bereichen sie mehr Unterstützung oder Förderung benötigt. Gleichzeitig stärken diese Gespräche Vanessas Bewusstsein über ihre eigenen Kompetenzen und Fähigkeiten. Zu Beginn einer jeden Wochen wird in einem Wochenanfangsgespräch über die Freizeitgestaltung am Wochenende gesprochen, was ihr gelungen oder schwergefallen ist, ob es besondere Vorkommnisse gab und welches Ziel sie sich für den Tag und die Woche gesetzt hat.

5.1 Teamsitzungen zur Reflexion

Wöchentliche Teamsitzungen dienen dazu, dass ein gezielter Austausch zwischen dem Team und der Bezugsbetreuerin von Vanessa stattfindet, so dass zum Einen der aktuelle Ist-Zustand von Vanessa besprochen wird, wie ihr Wohlbefinden ist, welche Ziele sie erreicht hat, welche Schwierigkeiten bestehen und zum Anderen für die Bezugsbetreuerin ein vertrauter und geschützter Ort zur Verfügung steht, in dem sie offen über Problematiken, persönliche Konflikte beispielsweise Nähe- und Distanzkonflikte frei äußern kann ohne verurteilt zu werden. Diese Vorgehensweise macht es möglich Überforderung im Team vorzubeugen, Sicherheit und Vertrauen im Team zu erfahren und sich Luft zu verschaffen, in Phasen die besondere Aufmerksamkeit und Bereitschaft erfordern.

Zur Erhaltung und stetiger Bewusstheit der Bedeutsamkeit von professioneller Haltung gegenüber jungen Menschen mit FASD ist diese Vorgehensweise im pädagogischen Alltag unabkömmlich. Von hoher Relevanz ist auch, dass das gesamte Team über die aktuellen Prozesse und Ziele informiert ist, um ein einheitliches Handeln im Umgang mit der Klientin zu gewährleisten.Im weiteren Verlauf wird dies in Punkt 5.2 nunmehr verdeutlicht.

5.2 Supervision

Die Supervision in der Betreuung von Vanessa wurde vom Team in einem Abstand von acht Wochen festgelegt und umfasst einen ganzen Arbeitstag. Hier wird explizit die Entwicklung von Vanessa in den letzten Wochen reflektiert und evaluiert. Primär werden die kompetenzstärkenden Angebote im Bereich der selbstbestimmten Lebensführung und der sozialen Teilhabemöglichkeiten zum Aufbau eines sozialen Netzwerkes erfasst und ausgewertet. Das bedeutet, dass schriftlich anhand eines Protokolls erfasst wird, welche Ziele Vanessa für sich erreichen konnte, welche Fortschritte sie in diesen Bereichen erzielt hat, welche Schwierigkeiten es zu bewältigen gab und wie das Wohlbefinden von Vanessa mit ihrer neuen Situation in der Trainingswohnung ist. Diese Daten werden zur Optimierung der einzelnen Vorgehensweisen benötigt, damit eine langfristige und zielorientierte Unterstützung und Förderung für Vanessa weiterhin gewährleistet werden kann. Andererseits dient die Supervision nicht nur für die Entwicklung von Vanessa, sondern auch als Weiterentwicklung für das Team. Besonders die Bezugsbetreuerin bekommt hier eine zentrale Rolle, mit der eine hohe Beanspruchung ihrer pädagogischen Arbeit mit Vanessa einhergeht. Daher soll in der Supervision ihre zentrale Rolle einen genauso wichtigen Platz bekommen wie die von Vanessa. Sie soll die Möglichkeit bekommen, über ihre tägliche Arbeit mit Vanessa zu berichten. Hierzu dienen zum Einen die wöchentlichen Protokolle aus den Teamsitzungen und zum Anderen auch die täglich geführten Protokolle aus den Reflexionsgesprächen mit Vanessa.

Dies ermöglicht einen ganzheitlichen Blick auf Vanessa und auf die zentrale Rolle der Bezugsbetreuerin. Gleichermaßen ist es wichtig, dass die Bezugsbetreuerin nicht nur von ihrer pädagogischen Professionalität in der Betreuung von Vanessa spricht, sondern auch über ihre persönlichen Sichtweisen, Empfindungen und Wohlbefinden ihrer Persönlichkeit im täglichen Bezug zu Vanessa. Wie fühlt sie sich? Gibt es Schwierigkeiten? Was macht ihre besonders Freude? Gibt es Überforderungen? Braucht sie etwas für den weiteren pädagogischen Handlungsalltag? Benötigt sie Unterstützung? All diese eventuell aufkommenden Fragen, sind für die Arbeit als professionelles Team mit jungen Erwachsenen mit FASD von hoher Relevanz.

Wertschätzung, Offenheit und Transparenz gewährleistet eine professionelle pädagogische und zielorientierte Arbeit, um jungen Erwachsenen mit FASD die Unterstützung und Förderung zukommen zu lassen, die sie benötigen.

Grundlagen des pädagogischen Handels:

- *Unbedingte Wertschätzung*, weil junge Erwachsene mit FASD mit übergroßer Anstrengung oft alltägliche Aufgaben bewältigen und es Aufgaben gibt, die sie besonders gut können und mit diesen Aufgaben ihre Umwelt auf liebenswerte Art und Weise bereichern.
- *Einfühlendes Verstehen,* Gefühle wie Angst und Trauer als grundlegende Gefühlsstimmung ernst nehmen, Grenzen akzeptieren und das Verständnis entwickeln, warum eine Situation entgleitet und wo Unterstützung benötigt wird.
- *Authentisch sein* bedeutet, eigene Gefühle und Verhalten stimmen überein. Dies verhilft jungen Menschen mit FASD eigene Gefühle, Wünsche und Bedürfnisse besser wahrzunehmen und zu verbalisieren. Die Entstehung von Vertrauen und Sicherheit ist somit gegeben.
- *Liebevolles akzeptierendes aushalten* – weil unangepasstes, aggressives, lautes und verletzendes Verhalten durch die Störungen der Exekutivfunktionen verursacht wird und zum Beeinträchtigungsbild von FASD gehört – und nicht persönlich gemeint ist. Ferner bedarf es einer gehörigen Portion Gelassenheit, um eben diese herausfordernden Situationen auszuhalten und in einem späteren Gespräch konstruktiv und zugewandt nach zu besprechen.

Diese vier pädagogischen Grundhaltungen bilden ein positives Grundverhältnis, in dem einerseits Gelungenes gefeiert wird, andererseits Unmögliches mit Humor und Distanz genommen wird und mit dem Ziel einhergeht, dass auch junge Erwachsene mit FASD ein glückliches und selbstbestimmtes Leben führen können. (Vgl. FASD-Fachzentrum Ev. Verein Sonnenhof o. J.)

6. Fazit

Zunächst werden die wichtigsten Aspekte zusammengefasst, um dann mit einem persönlichen Fazit die Hausarbeit abzuschließen. Erfahrungen aus den schulischen sowie persönlichen Bereichen führten dazu, dass das Thema Fetale Alkoholspektrumstörung - FASD - sich in meinem Bewusstsein verankerte und in mir die Motivation auslöste, mehr Fachwissen darüber zu erhalten. Aus diesen Erfahrungswerten und Gedankengängen zu Menschen mit FASD entwickelte sich die Leitfrage der Hausarbeit. Beginnend ist der Fokus auf die Definition von FASD gelegt und warum es so wichtig ist, genauestens darüber Bescheid zu wissen. Menschen, die daran erkrankt sind, sind ihr Leben lang davon betroffen, da FASD nicht heilbar ist. Schnell wird ersichtlich, dass das Spektrum von FASD absolut weitreichend und vielseitig ist und Betroffene unterschiedlichste Beeinträchtigungen davon tragen können. Daher gilt FASD nicht als ein homogenes Krankheitsbild. Individualität gilt hier nicht nur in der Betrachtung der Persönlichkeit eines Menschen, sondern auch in Bezug auf das Krankheitsbild von FASD. Jede/r Betroffene muss als Einzelfall betrachtet werden, um bestmögliche Förderung und Unterstützung zu erhalten. Leider gelingt es nur den wenigsten Menschen mit FASD ohne Hilfe ein selbstbestimmtes Leben zu führen und soziale Teilhabe in Anspruch zu nehmen. Im weiteren Verlauf ist der Blick auf die Geschichte und Entdeckung von FASD gerichtet, da es bereits früher zu einer Entdeckung von FASD kam, dieser aber durch nicht eindeutige Belegbarkeit nicht weiter verfolgt wurde. Diese Unklarheiten zeigen ihre Auswirkungen bis in die heutige Zeit, da FASD weiterhin als eine große Problematik in unserer Gesellschaft sowie im gesundheits- und sozialpolitischen System verankert ist. Der fachliche Überblick den die Hausarbeit aufzeigt, verdeutlicht einerseits welche schädliche Wirkung mütterlicher Alkoholkonsum während der Schwangerschaft auf das Ungeborene ausübt und andererseits, dass es keine sichere Alkoholgrenze gibt, unter der keine Schädigungen auftreten. Alkohol wirkt sich in jeder Phase der Schwangerschaft schädigend auf alle Organe und Organsysteme des Ungeborenen aus.

Das Gehirn ist hierbei das mit am stärksten betroffene Organ und trägt die größten Beeinträchtigungen mit sich. Die diagnostische Relevanz von FASD spielt hierbei eine bedeutsame Rolle, je früher die Diagnose FASD gestellt ist desto schneller erhalten Betroffene Förderungs- und Unterstützungsangebote. Auswirkungen im Bereich der Exekutivfunktionen stellen für Betroffene die größte Herausforderung in der Bewältigung ihrer Alltags dar, so dass nur wenige eigenständig in der Lage sind, dies selbstständig zu gewährleisten. Daher soll auch das Kapitel der kompetenzstärkenden Angebote mit Hilfe des Fallbeispiels im Praxisteil verdeutlichen, dass es ErzieherInnen möglich ist, durch gezielte kompetenzstärkende Angebote eine selbständige Lebensführung jungen Erwachsenen mit FASD zu unterstützen und ihnen soziale Teilhabechancen zu ermöglichen. Das Fallbeispiel von Vanessa zeigt auf, wie wichtig es ist, dass junge Erwachsene mit FASD professionelle Handlungsmöglichkeiten aufgezeigt bekommen, unter Berücksichtigung ihrer Stärken, Ressourcen und Bedürfnisse, um Entwicklung und Weiterentwicklung zu ermöglichen, sowie ihnen ihre Perspektive fürs Leben zu erhalten.

Das Schreiben meiner Hausarbeit und die eingangs intensive Auseinandersetzung mit dem Thema, lässt mich zu einem persönlichen Fazit kommen. Junge Menschen mit FASD benötigen lebenslange Unterstützung und Begleitung, damit sie die Chance auf ein wertvolles Leben haben. Wertvoll im Sinne von selbstbestimmt, von teilhabend, wertschätzend,respektvoll und fürsorglich sowie dem Grundgefühl der Akzeptanz und Annahme. Ohne mütterlichen Alkoholkonsum während der Schwangerschaft ist die Erkrankung FASD gänzlich vermeidbar. Da ich nun das Wissen darüber habe, welche schädlichen Auswirkungen der mütterliche Alkoholkonsum in jeder Phase der Schwangerschaft auf das Ungeborene hat, unabhängig von Dauer und Menge, macht es mich umso betroffener, dass sogar mir als werdende Mutter in der Schwangerschaft von meiner Hebamme empfohlen wurde, zur Entspannung ein Gläschen Wein zu trinken. Dies ist jetzt ca. 11 Jahre her. Es schockiert mich , weil ich mir die Frage stelle, wie kann es sein, dass eine Hebamme, die werdende Mütter durch die Schwangerschaft begleitet, eine solche Empfehlungen ausspricht? Sie sollte diejenige sein, die über die schädliche Wirkung von Alkohol in der Schwangerschaft aufklärt. Es zeigt mir, welchen Stellenwert Alkohol in unserer Gesellschaft, er zum Leben offenbar dazu gehört und , dass sich hier eine große Problematik in unserem Krankheitssystem und gesellschaftlichem Gefüge aufzeigt.

Ich plädiere für mehr präventive Maßnahmen um das Wissen und das Bewusstsein über FASD in die Gesellschaft zu transportieren, um Aufklärungsarbeit zu leisten. Insbesondere werdende Mütter und Frauen die schwanger werden wollen, müssen das Wissen um die Gefahr von Alkohol verdeutlicht bekommen – zum Schutz des Ungeborenen. Die Verantwortung muss ihnen verdeutlicht werden. Präventionsarbeit sollte allgemein und zielgruppenorientiert umgesetzt werden. Präventionsarbeit sollte Aufklärung und Wissen in die Gesellschaft transportieren und dadurch bestenfalls die Lücke in unserem Krankheits- und sozialpolitischen System schließen. Mit Hilfe von verbesserten Ausbildungen in Arbeitsbereichen in denen mit Menschen gearbeitet wird, mit Schwangeren und/oder Alkoholabhängigen, wie zum Beispiel Ärzte*innen, Sozialarbeiter*innen, Erzieher*innen muss schwerpunktmäßig Präventionsarbeit geleistet, beziehungsweise integriert werden. Professionelles fachliches Wissen über FASD, seine Symptome, Auswirkungen und Folgen müssen einen zentralen Lerninhalt in den entsprechenden Ausbildungsberufen darstellen, um idealerweise FASD gar nicht erst entstehen zu lassen, aber mindestens um Betroffene von Geburt an individuelle Unterstützungs- und Förderungsmöglichkeiten zukommen zu lassen und damit soziale Teilhabechancen zu gewährleisten.

Literaturverzeichnis

Literatur:

Landgraf, M. (2012): S 3 Leitlinie Diagnostik von FASD.

Müller, S. (2009): Störungen der Exekutivfunktionen - Wenn die Handlungsplanung zum Problem wird. Idstein.

Thomsen, A. (2018): FASD – Fetale Alkoholspektrumstörungen. Auf was ist im Umgang mit Menschen mit FASD zu achten? 3. Aufl. Idstein.

Zimmer, R. (1995): Handbuch der Sinneswahrnehmung. Freiburg.

Internetquellen:

Die Drogenbeauftrage der Bundesregierung (2017): Stressreduktion bei FASD Betroffenen, deren Bezugspersonen und sozialer Umwelt durch Elterncoaching. URL: https://fasd-fachzentrum.de/wp-content/uploads/Manual_FASD-Elterncoaching_2017.pdf. Download am: 06.02.2021.

Die Drogenbeauftragte der Bundesregierung (2017): Die Fetale Alkoholspektrumstörung. URL: https://www.bundesgesundheitsministerium.de/fileadmin/Dateien/5_Publikationen/ Drogen_und_Sucht/Broschueren/FASD_SozR-Fragen.pdf. Download am: 06.02.2021.

fasd Deutschland o. J.: Das Leben mit FASD. URL: https://www.fasd-deutschland.de/. Letzter Zugriff: 07.02.2021.

FASD-Fachzentrum, Ev. Verein Sonnenhof o. J.: Verhaltensbesonderheiten bei Jugendlichen und Erwachsenen mit FASD. URL: https://fasd-fachzentrum.de/wp-content/uploads/Verhaltensbesonderheiten.pdf. Download am: 03.02.2021.

FASD-Fachzentrum, Ev. Verein Sonnenhof o. J.: FASD Infomaterialien: Betreuung & Pädagogik. URL: https://fasd-fachzentrum.de/fasd-infomaterialien/fasd-infomaterialien-betreuung-paedagogik/. Letzter Zugriff: 04.02.2021.

Künne, A. (2011): Selbstkompetenzförderung als Basis frühkindlichen Lernen. URL: https://www.kindergartenpaedagogik.de/fachartikel/bildungsbereiche-erziehungsfelder/soziale-und-emotionale-erziehung-persoenlichkeitsbildung/2208. Letzter Zugriff: 05.02.2021.